NOTICE

SUR L'ACTION DES EAUX MINÉRALES

D'AVÈNE

DANS LA CHLOROSE.

NOTICE

SUR L'ACTION

DES EAUX MINÉRALES

D'AVÈNE

(HÉRAULT)

DANS LA CHLOROSE

PAR LE DOCTEUR J.-E. LAPEYRE

Médecin Inspecteur de ces Eaux — Médecin en chef de l'Hospice civil et
militaire de Lodève — Médecin des épidémies de l'arrondissement
— Médecin du Bureau de bienfaisance de Lodève et des
pauvres des communes de Lauroux, Poujols, Soubès
St-Étienne-de-Gourgas, etc.
Lauréat de l'Académie impériale de Médecine.

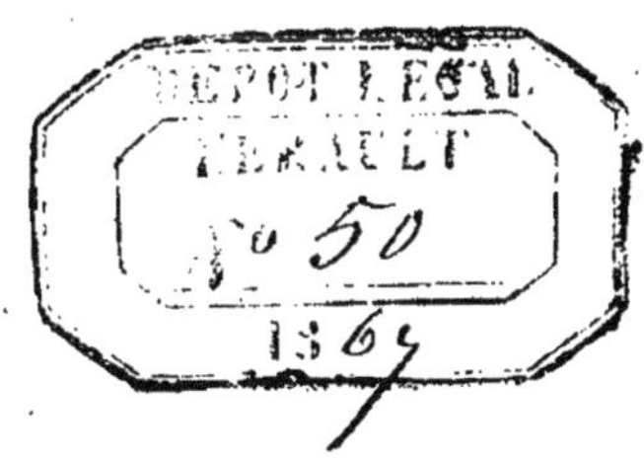

LODÈVE

TYPOGRAPHIE GRILLIÈRES

1867

AVANT-PROPOS

Eaux minérales d'Avène

Analyse par M. BÉRARD, *de Montpellier* (1834)

Carbonate de soude	1,027
Chlorure de sodium	0,462
Sulfate de magnésie	0,687
Carbonate de chaux	0,995
Silice	0,945
Alumine	0,962
Oxide de fer	traces.
Par litre d'eau minérale	4,179

En 1857, MM. Hugounenq et Rousset ont trouvé :

Arsenic	0,00008771
Ce qui Correspond à acide arsénique	0,00013450
ou arséniate de soude	0,00020737

Dans nos *Études sur les Eaux minérales d'Avène*, publiées en 1860, nous avons parlé, dans différents chapitres :

1° Des lieux, de leur situation, de leur climat, de la nature du terrain et de ses productions.

2° Des eaux, de leur nature, de leur composition, de leur aménagement et de leur mode d'application.

3° De l'action des eaux, de leurs effets déduits de leur nature et établis par l'expérience..

Nous croyons devoir rappeler, et par là être utile à nos lecteurs, en le transcrivant ici, le résumé général de cette publication :

« Avène, dans le département de l'Hérault, sous le beau ciel du Midi, est situé sur un mamelon, dans une vallée ouverte du Nord au Sud, rafraîchie par la rivière d'Orb, qui la traverse, et dont l'air est, tour à tour, purifié par les vents qui soufflent des rivages de la Méditerranée, ou qui descendent du plateau des hautes montagnes qui l'entourent.

La source sourd, en petits jets très-nombreux, d'un terrain de schistes et de calcaires anciens, traversés de filons de porphyre à gros cristaux de feldspath ; elle débite 500 litres d'eau par minute, et son volume demeure toujours invariable.

L'Eau est d'une limpidité parfaite, onctueuse au toucher ; sa température constante est de 28 degrés centigrades.

Elle contient un gaz qui est un mélange d'acide carbonique et d'azote, ainsi que plusieurs sels, parmi lesquels les carbonates de soude et de chaux, le chlorure de sodium et le sulfate de magnésie, et quelques autres en minime quantité. Une dernière analyse y a constaté la présence de l'arsenic.

Les Eaux d'Avène sont donc tout à la fois, sous le rapport chimique, *alcalines, salines et arsenicales*; sous le rapport médical, *toniques, sédatives, altérantes et dépuratives.*

Que leur action tienne à l'ensemble de leurs propriétés physiques et des éléments qu'elles contiennent, ou bien qu'elle soit due d'une manière plus spéciale à la vertu de l'arsenic, l'expérience, juge en dernier ressort de ses propriétés, constate, comme l'ont prouvé nos observations, non que l'eau d'Avène est une panacée universelle contre tous les maux, mais un remède plein d'efficacité contre une certaine classe de maladies bien définies.

Elles sont un puissant moyen curatif dans toutes les maladies de la peau et des systèmes lymphatiques et utérins.

1° Dans les maladies de la peau, par leur action attractive ; ramenant la maladie à l'état aigu, elles donnent à cet organe assez de vie pour réparer ses désordres et remplir ses fonctions.

Ces affections peuvent être divisées en trois classes, qui correspondent à trois degrés différents dans l'efficacité des Eaux d'Avène : *affections cutanées sécrétantes, sèches et tuberculeuses.*

On pourrait dire, sans trop préjuger, que les eaux d'Avène sont un spécifique pour la première classe de ces affections. Celles qui sont récentes encore et

peu profondes sont souvent guéries après une première saison ; elles le sont presque toujours après
une seconde, quelle que soit leur gravité.

L'efficacité des eaux se manifeste avec moins de
constance dans les affections de la seconde classe.
Quelques-unes, comme le lichen et le prurigo, présentent des cas fréquents de guérison, d'amélioration
toujours. D'autres, comme le psoriasis et l'hicthyose,
sont plus rebelles. Ceux qui en sont atteints quit-
tent les bains plus souvent soulagés que guéris, et
quelquefois, mais rarement, sans avoir obtenu
une modification dans leur état.

Quant aux maladies de la troisième classe, elles
résistent aux eaux d'Avène, comme à toutes les
autres eaux minérales. Cependant elles ne laissent
pas d'en ressentir quelques effets. Calmées par l'action
de nos eaux, ces affections voient leur progrès arrêté,
et, quand elles sont récentes, elles cèdent parfois
au traitement thermal secondé par les cautérisations
avec le nitrate acide de mercure.

2° Les Eaux d'Avène ont une action spéciale sur
les maladies qui proviennent du système lympha-
thique. Par *leur mode excitant*, elles réveillent l'estomac et les intestins, ravivent le travail des organes,
facilitent les fonctions de la peau, permettent ainsi
aux agents réparateurs de réformer la constitution.
Tandis que, par *leur mode altérant*, par un travail
à la fois chimique et vital, elles ramènent à l'état
normal les liquides altérés. De cette double action

résulte une grande puissance curative dans le traitement de la diathèse scrofuleuse.

Les engorgements ganglionnaires plus ou moins anciens, et surtout les ophtalmies chroniques, oculaires ou palpébrales, nous ont fourni un nombre très-satisfaisant de guérisons.

Dans les cas de carie avec fistule et d'ulcères scrofuleux sur diverses parties du corps, nous avons compté des succès plus rarement complets. ‑

Le résultat a été à peu près semblable dans les ulcères d'autre nature, si ce n'est dans les fongueux et les dartreux, qui ont toujours été notablement soulagés et les trois quarts du temps entièrement guéris.

3° Dans les affections de la matrice, les Eaux d'Avène, en activant les fonctions de la vie, en produisant une stimulation dérivative sur les reins et principalement sur la peau, développent dans l'ensemble de l'économie une excitation salutaire, détournent la fluxion morbide et rétablissent le cours du fluide dans les tissus engorgés de l'organe souffrant. Dans les cas d'atonie, elles exercent une influence toujours salutaire ; mais elles sont spécifiques quand l'affection du système utérin provient d'un principe dartreux. »

On a écrit des volumes sur les vertus médicinales des eaux minérales ; mais bien peu d'auteurs ont cherché à systématiser les matériaux immenses que l'on possède sur ce sujet, pour en faire un corps de doctrine, et s'élever jusqu'à la généralisation. Presque tous s'accordent à reconnaître que toutes sont stimulantes : qu'elles excitent la circulation capillaire, les fonctions digestives, la sécrétion des urines, l'excrétion des matières alvines, les appareils musculaires, et en définitive tout le système des nerfs et des vaisseaux. Mais ce qui constitue surtout leur excellence, c'est qu'on peut les employer d'une manière assez continue, et régulariser leur action à volonté ; c'est qu'elles agissent sans déterminer des secousses violentes, et qu'elles relèvent graduellement l'organisme à son son type normal; c'est que l'étendue de leur action est immense, puisqu'elles peuvent dégager tous les *sécrétoires*, comme disait Bordeu, pénétrer dans tous les couloirs du corps humain, et le débarrasser de certains principes morbides insaisissables; c'est que leurs effets sont plus permanents que ceux de la plupart des autres agents de la matière médicale ; c'est que, tantôt à cause de la nature et du mode de dissolution des substances qu'elles contiennent, et que nous avons pu reconnaître, tantôt à cause des éléments *présumés volatils* qu'elles renferment, et qui échappent à nos investigations ; tantôt, enfin, à cause de la température que nous employons à notre gré et selon les indications, depuis la sensation du froid jusqu'à celle de la chaleur extrême ; c'est que les eaux minérales, disons-nous, à cause de ces nombreux avantages, l'emportent sur tous les modificateurs thérapeutiques journellement employés.

Pour peu que nous réfléchissions maintenant à la puissance de stimulation que possèdent généralement toutes les eaux minérales, et que nous fassions un rapprochement entre le mode d'action et la nature des maladies contre lesquelles elles sont employées (chronicité, débilité), nous comprendrons qu'une même source puisse guérir des maladies fort diverses, et que l'énumération de ses proprietés ait une apparence vraiment hyperbolique.

Il en serait ainsi pour la source d'Avène, dont les effets *toniques* et *sédatifs* sont incontestables, si l'analyse chimique n'avait révélé en elle la présence de l'arsenic. En étudiant l'action des eaux sur les nombreuses leucorrhées que nous avons eu à traiter, nous avons été fort surpris de voir le cortége des accidents nerveux protéiformes, qui accompagnent si souvent cette affection, être promptement modifiés et céder pendant l'usage des bains. N'avons-nous pas vu, plusieurs fois, de jeunes enfants revenir de la mer avec une chorée provoquée par l'excitation des bains, en être entièrement débarrassés dans très peu de temps par nos Eaux ?

La source d'Avène minéralisée par l'arséniate de de soude, modificateur puissant des appareils nerveux, ganglionnaire et cérébro-spinal, doit servir contre certaines formes de maladies d'essentialité névrosique, et qui ont leur racine dans les centres nerveux de la vie organique ou de la vie de relation.

C'est, nous le croyons, le moment de faire part

à nos lecteurs de notre préoccupation sur ce nouveau mode d'action des eaux d'Avène dans les névroses. Lorsque nous avons publié nos études sur ces eaux (1860), nous avons dû nous borner à faire connaître le résultat de nos observations cliniques, pendant les six premières années de notre inspection, sur les diverses affections bien définies traitées jusqu'alors dans nos thermes. Bien que déjà notre conviction fût qu'elles avaient une grande action sur le système nerveux, nous n'osâmes les présenter sous ce nouveau point de vue.

Depuis quelques années, on use avec avantage des préparations arsenicales dans les fièvres intermittentes , dans les névralgies , les névroses, les catarrhes pulmonaires, la phtisie, dans les affections rhumatismales, etc., etc. Bien que familiarisé avec cette médication dans notre clientèle, pour combattre les affections cutanées et les fièvres intermittentes rebelles au sulfate de quinine, nous avions donné quelquefois l'arsenic dans la phtisie, mais jamais contre les névralgies et les névroses.

Les beaux travaux publiés, dans ces dernières années, par MM. ISNARD (1), A. MILLET (2) et WAHU (3), en nous éclairant complètement, nous ont encouragé et nous ont été d'une grande utilité auprès de notre

(1) De l'arsenic dans la pathologie du système nerveux, Paris, 1865.

(2) De l'emploi thérapeutique des préparations arsenicales, Paris, 1865.

(3) De l'emploi et de l'action de l'arsenic en médecine, Paris, 1865.

source, en nous donnant l'explication de ce nouveau mode d'action, dans notre clientèle, en usant d'un médicament qui nous a rendu de grands services.

Aujourd'hui, il est hors de contestation pour nous que l'éréthisme nerveux et les névroses sont traités, en général, avec succès par les préparations arsenicales.

Nous espérons compléter bientôt, dans une 2me édition, nos études sur les Eaux minérales d'Avène, en parlant des affections nerveuses qui peuvent être traitées par elles.

Dans cet opuscule, nous allons tâcher de donner un aperçu de l'efficacité des eaux contre la chlorose, que nous croyons devoir, avec MORTON, HERMANN, COPLAND, JOLLY, BRACHET, PUTÉGNAT, ISNARD, MILLET, etc., classer parmi les maladies nerveuses.

CHLOROSE

HISTORIQUE. — Depuis Hippocrate jusqu'au sei-
zième siècle, la chlorose n'était point connue sous
un nom spécial. Les Grecs, les Arabes et les médecins du moyen-âge ont décrit, à l'occasion de la
suppression des menstrues, tous les symptômes
propres à l'affection chlorotique, sauf le bruit des
carotides, bien qu'ils aient mentionné *palpitationes
cordis et arterias pulsantes*. Vers le milieu du sei-
zième siècle, Jean Lange lui donna, le premier, le
nom de maladie des vierges (*Morbus Virgineus*),
en rappelant que les femmes du Brabant (*Matronæ
Brabantiorum*), qui probablement se mêlaient de
médecine, donnaient à cette maladie le nom de
fièvre blanche (*febris alba, febris amatoria, pallidi
colores*, etc., etc.) (1). En 1666, Varandée, doyen
de la Faculté de Montpellier, l'appela chlorose,
nom qu'elle a toujours porté depuis. (2).

---

(1) Hœfer, de la nature de la chlorose (thèse). Paris, 1840.

(2) Varandée, traité des maladies des femmes. Paris, 1666.

NATURE. — La chlorose est, sans contredit, une des maladies sur la nature desquelles on a le plus discuté. Chaque système médical en a donné une explication ; aussi avons-nous celle des solidistes, celle des chimistes, celle des humoristes, celle des vitalistes, et chacune d'elles est appuyée sur des faits nombreux et défendue par des hommes très-hauts placés dans la science.

Nous n'avons pas la prétention de faire un traité, ex-professo, sur cette affection, mais seulement d'en donner un aperçu à notre point de vue. Nous laissons à de plus habiles et plus savants que nous le soin d'élucider entièrement cette question.

DÉFINITION. — La chlorose est une maladie générale, résultat d'une affection du système nerveux ganglionnaire, qui entraîne le trouble de la digestion et, par suite, celui de la circulation, altère le sang et réagit sur tous les organes.

Pour la chlorose comme pour tout autre maladie, dit M. le professeur Bouillaud, il existe une prédisposition native, originelle ; prédisposition organique aussi réelle qu'elle est difficile à définir ou à déterminer d'une manière rigoureuse et précise.

Outre ces causes prédisposantes, dont la connaissance est utile spécialement dans le traitement préservatif, il en existe d'autres dites occasionnelles, souvent fort différentes des premières, et quelquefois inséparables de celles-ci, ou confondues avec elles, qui déterminent la maladie chez celui qui y est prédisposé.

Causes prédisposantes. — La chlorose est commune aux deux sexes. Elle se montre à tous les âges, dans les limites extrêmes. Elle est rare avant 5 ans et après 60 ans ; sa plus grande fréquence est entre 15 et 30 ans. Sa fréquence relative entre les deux sexes est approximativement de 8 pour les femmes et de 1 pour les hommes (1). Dans l'un et l'autre sexe, elle survient, assez ordinairement, à l'époque où s'opère cette révolution de toute économie qui précède l'éveil des organes génitaux. Les orages suscités par l'établissement des menstrues, le changement que subissent les organes génitaux chez l'adolescent qui devient apte à la reproduction, sont des causes qui favorisent puissamment l'apparition de la maladie ; mais elles n'en sont pas les seuls éléments, puisque la suppression des règles n'est pas toujours accompagnée de chlorose. C'est donc à tort que des auteurs ont voulu voir dans leur dérangement la cause de la chlorose.

Les femmes mariées, les veuves, en offrent des exemples, lors même qu'elles sont bien réglées. La grossesse n'empêcherait pas la maladie de se développer. M. Blaud cite un cas de ce genre : « La chlorose débuta la première nuit des noces, persista pendant la grossesse et ne céda que plusieurs mois après l'accouchement (2). » Le professeur Rech a rapporté l'histoire de quatre sœurs, filles d'une mère

(1) Uzac. De la chlorose chez l'homme. Paris, 1853.
(2) Blaud. Sur les maladies chlorotiques. — Revue Médicale. 1832.

autrefois chlorotique qui, à l'époque de leur puberté, furent toutes atteintes de chlorose.

Les autres causes prédisposantes sont les tempéraments nerveux et lymphatiques, une constitution faible et délicate, une alimentation insuffisante ou de mauvaise nature, l'influence du froid et de l'humidité soit de l'air ou de l'habitation, le manque d'exercice, les veilles prolongées, l'usage des bains chauds trop fréquents, la lecture d'ouvrages propres à monter l'imagination, à exalter les sens, à faire naître des désirs voluptueux, lascifs ; les habitudes solitaires, les pertes séminales involontaires, l'abus des plaisirs vénériens; toutes les causes débilitantes paraissent favoriser le développement de la chlorose.

CAUSES OCCASIONNELLES. — Les causes occasionnelles sont très-nombreuses. Nous nous bornerons à rapporter les principales.

Les plus fréquentes sont les affections morales tristes, l'ennui, la privation des jouissances physiques de l'amour chez une femme ardente. N'oublions pas cette tristesse mélancolique spéciale, compagne inséparable, chez une jeune fille sensible, d'un amour contrarié ou malheureux. Le professeur Fouquier avait l'habitude de rappeler dans ses leçons l'exemple d'un général qui, après avoir éprouvé des chagrins et des tracasseries sans nombre, présenta tous les caractères de la chlorose.

La suppression accidentelle des règles, lorsqu'elle

se prolonge, et, dans quelques cas, leur excrétion trop abondante.

En général, toutes les maladies qui ont produit un état de faiblesse profond et prolongé.

Symptomatologie.

Les symptômes généralement attribués à la chlorose sont les suivants : pâleur mate de la peau, d'où est venu le nom de chlorose (*Chleoros*, jaune vert) ; décoloration des muqueuses, notamment de celles qui recouvrent les lèvres, les gencives et les paupières.

Troubles de l'innervation fréquents et variés ; flaccidité des chairs, faiblesse musculaire, lenteur dans les mouvements, disposition à la fatigue, céphalagie intense, douleurs névralgiques, paralysies partielles, surtout des téguments (1) ; spasmes, phénomènes convulsifs, crises hystériques.

Chez certains malades, tendance au sommeil, paresse intellectuelle, lenteur des conceptions, faiblesse de la mémoire, peu d'aptitude aux travaux de l'esprit, imagination presque nulle ; caractère faible, irrésolu, insoucieux ; humeur variable, nonchalance habituelle.

Chez d'autres, au contraire, développement précoce de l'intelligence, mémoire vive, esprit impres-

(1) Sandras, (journal des conn. médic.-chirurg. 1852.)

sionnable et prompt, caractère opiniâtre et difficile; activité mentale exagérée.

Les fonctions digestives sont fréquemment mais non toujours altérées : appétit tantôt augmenté, tantôt diminué, souvent perverti ; c'est alors qu'on observe ces cas de *pica, malacia,* c'est-à-dire de désir impérieux pour des substances non alimentaires et même repoussantes, comme le charbon, le plâtre, les excréments même, suivant Offmann, ou appétence exclusive d'aliments particuliers, comme les mets épicés, vinaigrés, etc., etc. ; dypsésie fréquente, nausées, vomissements, état gastralgique, flatuosités, constipation très-opiniâtre; quelquefois diarrhée ou encore alternatives de constipation et de diarrhée.

Lorsque la chlorose est portée à un haut degré, les troubles de la circulation peuvent être aussi intenses que dans l'anémie qui suit les hémorragies abondantes et donnent lieu à des palpitations fréquentes. Le pouls est dépressible, vibrant, souvent irrégulier. En auscultant le bruit du cœur, on entend le bruit du souffle au premier temps, et, en appliquant le stéthoscope sur le trajet des artères carotides, on entend un bruit fort, continu, à double courant, désigné par M. le professeur BOUILLAUD, sous le nom de *Bruit de Diable.*

Divers auteurs croient que ce bruit se passe dans les artères mêmes ; d'autres, au contaire, disent que c'est dans les veines que se passe le murmure continu.

« Dans l'état actuel de la science, on doit ad» mettre l'existence de deux bruits de souffle vas-

» culaire chez les chlorotiques : l'un simple, ayant
» son siége dans les artères et correspondant à la
» diastole artérielle ; l'autre, double ou continu,
» ayant son siége dans les veines (1). »

Respiration plus fréquente qu'à l'état normal, dypsnée, essoufflements, surtout dans les efforts, pendant la marche, en montant ou en courant ; chez quelques malades, toux sèche, nerveuse.

Sécrétions rarement augmentées, très-souvent diminuées ou perverties.

La chlorose, avec prédominance des accidents du côté du système génital, offre parfois des phénomènes tellement tranchés, que beaucoup d'auteurs, s'appuyant sur eux, ont pensé qu'il fallait l'attribuer aux dérangements des fonctions génitales. Tels sont VARANDÉE, MERCATUS, CULLEN, etc., etc. C'est dans cette forme que l'on rencontre des douleurs dans les lombes, l'aménorrhée et la dysménorrhée. Les fonctions génésiques sont tantôt affaiblies, tantôt excitées : dans le premier cas, torpeur du sens génital, désirs rares ou nuls ; dans le second, désirs immodérés (*febris amatoria* des anciens.)

Lorsque la menstruation continue à se faire, le sang qui coule de l'utérus est séreux, décoloré ; cet écoulement est une exhalation séro-sanguinolente, remarquable par sa fluidité, sa séparation en deux parties distinctes sur le linge qui la reçoit, savoir : en de la sérosité pure qui s'y étend à la manière

(1) Barth et Roger, traité pratique d'auscultation, 6e édition, 1865.

de l'eau, et en un liquide faiblement coloré, qui s'y ramasse au centre, où il forme en séchant une tache d'un brun sale.

Tels sont, d'une manière sommaire, les phénomènes pathologiques qui accompagnent le plus ordinairement la chlorose.

On voit, par cette simple énumération, que la chlorose est une sorte de maladie protéiforme, dont les symptômes caractérisés, tantôt par une augmentation, tantôt par une diminution des actes organiques ou moraux, sont subordonnés à l'état de la constitution, à la nature du tempérament et aux idiosyncrasies des malades.

MARCHE, DURÉE, TERMINAISON. — La chlorose a une marche ordinairement lente. Si elle est commençante elle peut avoir une durée assez courte; mais si elle est parvenue à l'état confirmé, et si elle est abandonnée à elle-même, sa marche et sa durée peuvent être fort longues.

Elle se termine presque toujours par le retour à la santé; quelquefois, néanmoins, par la mort, quand le traitement est mal dirigé, ou quand la maladie, trop ancienne, est au-dessus des ressources de l'art. MARSHALL-HALL (1), et M. BOUILLAUD (2) citent plusieurs cas de mort subite.

DIAGNOSTIC. — Une des maladies qui se rapprochent le plus de la chlorose est l'anémie ; mais,

(1) Marshall-Hall, cyclop., of. pract., méd., art. chlorosis by Marshall-Hall.

(2) Bouillaud, de la chlorose et de l'anémie. Paris, 1859.

en général, les causes de l'anémie sont presque toujours appréciables. Elle se déclare à la suite d'évacuations abondantes, d'hémorrhagies prolongées, de saignées fréquentes et copieuses. La chlorose, au contraire, survient sans qu'on puisse le plus souvent saisir les causes qui la produisent.

Si la chlorose à son début peut simuler certaines affections organiques, à leur tour celles-ci peuvent être prises à leur début pour des chloroses. Ainsi une lésion organique du cœur peut être prise à son début pour une chlorose commençante.

Dans les deux maladies, il y a dypsnée, palpitation, suffusion séreuse, pâleur et bruits anormaux dans le cœur. Dans la chlorose, les battements du cœur sont clairs, peu intenses et ne produisent pas de soulèvement dans la région précordiale ; la percussion ne donne pas une matité plus grande que celle que l'on rencontre dans l'état de santé. L'ausculation fait entendre un bruit de souffle doux, moëlleux, existant au premier temps, et même, parfois, intermittent comme les palpitations. Si dans une affection organique du cœur (insuffisance des valvules aortiques) ce bruit se fait aussi entendre dans les carotides, cela n'a lieu qu'au second temps du cœur, mais on ne l'entend pas dans les autres volumineuses artères comme dans la chlorose. Si l'endocarde est malade, il existe, il est vrai, un bruit de souffle ou de rape, mais qui ne s'étend pas dans les artères du cou ; tandis que, dans la chlorose, ou il existe seulement dans les artères, ou il existe dans le cœur et les artères en même temps; mais il est plus intense dans les carotides. Quand le bruit de souffle artériel est continu, il est impossible de confondre la chlorose avec une des affections du cœur; car, dans aucune de celles-ci, l'on ne rencontre ce signe.

En résumé, l'on peut dire avec MM. BARTH et ROGER (1) : « plus les bruits sont rudes et limités » à une petite étendue du système vasculaire, plus » il y a lieu de reconnaître en eux les signes d'une » lésion matérielle. La douceur du souffle, au con- » traire, sa tendance à se généraliser dans un plus » ou moins grand nombre d'artères, seront plutôt » des indices de chlorose et d'anémie, et l'on ne » conservera plus de doute si l'on constate, en » même temps, un souffle continu dans les veines. »

Il en est de même de certaines formes de phtisie pulmonaire. L'on voit souvent de jeunes filles pâlir et maigrir sans causes connues ; elles sont tristes, inquiètes ; leur mouvements sont pénibles, elles sont essoufflées ; elles ont une toux rare, légère, sèche ; cette toux devient plus prononcée, la gêne de la respiration augmente ; la percussion et l'auscultation signalent la présence de tubercules aux sommets des poumons, et l'on est forcé de reconnaître une phtisie là où l'on n'avait d'abord cru voir qu'une chlorose. C'est une erreur qu'il est facile de commettre. De là

(1) Loco-citato.

la nécessité de porter une grande attention vers les poumons chez les jeunes filles qui se présentent avec l'aspect chlorotique.

Nous terminerons l'article du diagnostic en faisant remarquer, avec M. Bouillaud (1), « que, pour ne » pas confondre les désordres fonctionnels purement » *nerveux* des différents viscères observés chez » les chlorotiques, avec ceux qui appartiennent aux » lésions *organiques* de ces mêmes viscères, il » suffit d'explorer attentivement ces derniers, puis- » que, dans le cas de lésions *organiques*, on ren- » contre des signes *physiques* qui manquent dans » les cas de chlorose, signes *physiques* qui seuls » méritent ici le nom de *pathognomoniques*. »

Les maladies de la peau sont assez communes chez les chlorotiques et plus particulièrement chez les enfants. La chlorose prédispose à l'apparition et favorise le développement des affections prurigineuses, des dermatoses parasitaires, tant animales que végétales, telles que l'herpès tonsurant, l'herpès circinné, le tricophiton, etc., etc.

Les chlorotiques sont sujets encore aux maladies vermineuses, et l'on doit toujours soupçonner et rechercher la chlorose chez les enfants tourmentés par la présence des vers intestinaux.

PRONOSTIC. — Le pronostic n'est pas grave si la chlorose est simple, sans complication, si elle est récente et peu avancée. Mais quand la maladie, déjà

____

(1) Bouillaud, loco citato.

ancienne, a porté dans l'organisation une atteinte profonde, lorsque des troubles graves se sont manifestés et durent depuis longtemps, le pronostic n'est pas si favorable.

Enfin, le pronostic sera fâcheux si la chlorose fait des progrès sans que sa marche soit arrêtée par une médication ou par les forces de la nature.

LÉSIONS ANATOMIQUES. — La décoloration et la flaccidité des chairs, l'augmentation de la partie aqueuse du sang et la diminution des globules constituent les lésions cadavériques que l'on rencontre le plus habituellement.

DU SANG NORMAL. — Un simple aperçu sur le sang normal nous paraît utile comme point de comparaison avec le sang pathologique.

D'après MM. BECQUEREL et RODIER (1), le sang de la femme en état de santé contient :

Fibrine 2, 2
Globules 127, 2
Albumine 70, 5
Eau 791,10
Matières extractives, grasses . . .

Sang de la femme chlorotique :

Fibrine 3, 4
Globules 86, 0
Albumine 72, 0
Eau 828,20
Matières extractives, grasses . . .

(1) Becquerel et Rodier, Nouvelles recherches sur le sang (Académie des Sciences, 31 mai 1852.)

M. Andral a encore cru reconnaître que les globules sont, chez les chlorotiques, plus petits qu'on
ne les voit ordinairement ; qu'un certain nombre
paraît disséminé et brisé. M. Donné les a aussi
trouvés sensiblement décolorés et d'une transparence
plus grande.

On a aussi trouvé dans le sang des chlorotiques
moins de fer qu'à l'état normal (1), et, d'après M.
le docteur Hannon, le manganèse fait souvent défaut dans le sang des chlorotiques (2).

Cette diminution des globules, la seule lésion
anatomique caractéristique de la chlorose aux yeux
de plusieurs auteurs modernes, avait déjà été
indiquée par Bosquillon. En effet, voici ce qu'il
dit : « il faut observer qu'il paraît y avoir dans
cette maladie un défaut de globules rouges du sang
et même d'une quantité convenable de lymphe coa-
gulable ; c'est pourquoi les parties les plus fluides
du sang se séparent facilement et donnent lieu à
l'anasarque (3). » Nous devons dire, en rappelant
notre définition de la chlorose, que plusieurs auteurs
doutent, non sans bons motifs, que cette modification dans la composition du sang soit le principe
de la chlorose. Voici comment M. Lecanu s'expli-

(1) Fœdisch, Analyse du sang chlorotique. Journal der practische
Heilkunde, mars 1836.

(2) Hannon, De l'action des métaux dans le traitement de la
chlorose. Presse médicale Belge, n° décembre 1849.

(3) Cullen, Eléments de médecine pratique, avec notes de Bosquillon. T. II. 1787.

que sur ce point : « On aurait tort d'attribuer à la perte des globules et du fer la chlorose, ou de croire que, dans cette maladie, le sang n'éprouve aucune modification, puisque de semblables pertes s'observent dans une foule de maladies toutes différentes. Il y a là certainement des causes ou des effets qui restent à rechercher (1). » Nous terminerons par les paroles suivantes, empruntées à l'un de nos plus savants hématologistes : « une maladie quelconque, bien tranchée et caractérisée, qui se présente toujours avec l'ensemble des symptômes qui la caractérisent, et cela en dehors des lésions matérielles qui d'habitude l'accompagnent ou coïncident avec elle, doit nécessairement reconnaître d'autres causes que ces lésions organiques si variables qui, bien évidemment, sont insuffisantes pour la causer (2). » MM. Becquerel et Rodier ont signalé plusieurs cas de chlorose bien développés, dans lesquels il n'y avait pas de modification du sang (3).

Traitement.

Les modificateurs hygiéniques occupent une place très-importante dans le traitement de la chlorose.

(1) Lecanu, Etudes chimiques sur le sang humain. — Paris, 1839.

(2) Andral, Clinique médicale, T. V.

(3) Becquerel et Rodier, loco citato.

En les négligeant, on ne pourrait obtenir ni une guérison prompte, ni un succès durable. Aussi tous les auteurs divisent le traitement de la chlorose en hygiénique et en pharmaceutique.

TRAITEMENT HYGIÉNIQUE. — On doit commencer par soustraire les malades à l'influence des causes, quand on les connaît, *Sublata causa, tollitur effectus;* habitation dans un lieu sec, bien aéré, exposé aux rayons solaires.

Les vêtements doivent préserver, autant que possible, de l'humidité et des changements brusques de température auxquels sont très-sensibles les chlorotiques. Ils seront chauds en hiver, légers en été et jamais trop serrés. La compression de la poitrine, de la taille, par un vêtement comme la robe ou le corset, toujours nuisible, l'est beaucoup aux chlorotiques, et doit même être considérée comme une cause prédisposante puissante des pâles couleurs. En effet, cette compression, qui déforme la cage thoracique, gêne la respiration, trouble la digestion, finit aussi par entraîner des affections organiques du poumon, du cœur, du cerveau, de l'estomac (1). Les pieds tenus chaudement, les frictions sèches sur tout le corps. Ces frictions ont le grand avantage d'exciter la peau, de la congestionner doucement, de la disposer à la transpiration, de causer ainsi une légère et heureuse détente générale.

(1) Réveillé Parise. — *Hygiène du corset*, Gazette médicale de Paris, 1841.

Les lotions froides sont aussi très-utiles. M. L. Fleury rapporte, dans un mémoire lu à l'Académie des sciences de Paris, 1850, dans la séance du du 18 octobre, l'histoire de cinq jeunes filles âgées de 18 à 22 ans, chlorotiques depuis des années, dont la maladie avait résisté aux préparations ferrugineuses et à tous les moyens pharmaceutiques et thérapeutiques connus, qui guérirent sous l'influence des douches froides. Le mieux s'annonça d'abord sur les appareils digestif et musculaire, puis sur le système nerveux, enfin sur le sang et la circulation. (Ce résultat démontre clairement que la chlorose n'a pas son point de départ dans le sang).

L'exercice de la natation dans les rivières ou dans la mer produit des effets avantageux. Les bains d'eaux minérales, pris à la source, sont utiles par les voyages qu'ils nécessitent, les distractions qui en sont inséparables, et par l'action médicamenteuse des eaux elles-mêmes.

Autant les bains frais peuvent être utiles contre la chlorose, autant les bains chauds sont nuisibles en général. En effet, ces derniers relâchent et affaiblissent les tissus, augmentent la leucorrhée, les bouffées de chaleur, les palpitations et l'essoufflement ; ils disposent aux hémorrhagies, à la diathèse séreuse ; ils favorisent le développement des symptômes nerveux et de la gastralgie et, par tous ces motifs, hâtent et aggravent la marche de la maladie.

L'alimentation exige de très-grandes précautions ;

car elle constitue une des parties les plus importantes du traitement préservatif et curatif de la chlorose. Défendre les substances que le goût bizarre
des chlorotiques les porte à rechercher ; autant que
possible, tous les aliments qui ne fournissent que
peu pour la nutrition : tels sont les farineux, le
laitage, la salade, les fruits verts, les substances
acides, etc., etc. On conseillera ceux que l'estomac
digère facilement, et qui, sous un petit volume,
fournissent beaucoup de matériaux nutritifs. Ainsi
les viandes noires (bœuf, mouton, gibier) ; les viandes
blanches (veau, poulet) rôties ou grillées ; le poisson
frais, les œufs et quelques légumes frais de la saison.
Les chlorotiques atteintes de tiraillement d'estomac,
de leucorrhée, doivent s'abstenir de café au lait.

Aux repas, on donnera des vins rouges spiritueux
et toniques en même temps, et on les coupera avec
de l'eau ordinaire.

L'on comprend bien que le régime alimentaire que
nous venons d'exposer doit être modifié suivant
de nombreuses causes, parmi lesquelles il faut citer
les goûts, la susceptibilité du malade, ses habitudes,
sa position sociale et les complications de la chlorose.

On surveillera les sécrétions et les excrétions,
surtout la constipation.

Éloigner les émotions pénibles, relever le moral ;
indiquer les distractions, les voyages.

Éviter les veilles prolongées et le trop long séjour
au lit, surtout pour les sujets adonnés à des habitudes vicieuses ou affectés de pertes séminales

involontaires ; un exercice corporel modéré, sans
fatigue, graduellement plus énergique, et toujours
en rapport avec l'état des forces. Si la faiblesse
musculaire est trop grande, on aura recours aux
exercices passifs ou mixtes, tels que les promenades
en voiture, à cheval, à âne ; mais, dès qu'on le
pourra, à la promenade à pied.

« La danse agit aussi d'une manière favorable,
» par l'exercice et les distractions qu'elle procure
» et par la stimulation que produit la présence
» d'individus d'un autre sexe. » (1)

A tous ces moyens hygiéniques, qui s'adressent
de préférence au corps, nous devons en joindre
d'autres, dont l'ensemble constitue le traitement
moral. Tous les auteurs insistent beaucoup sur ce
point : Ainsi F. HOFFMANN a été jusqu'a dire :
« *Magis moralis quam physica convenit curatio.* »

Les chlorotiques exigent de grands égards et ne
doivent pas, autant que possible, être contrariés,
il ne faut pas les traiter avec sévérité ; mais il con-
vient de leur donner avec douceur des soins assidus.
On doit chercher, par des moyens variés et agréables,
à les distraire de leurs idées tristes, et rappeler la joie
et la sérénité dans leur âme. L'oisiveté est toujours
très-nuisible, parce qu'elle permet à la chlorotique
de se plonger de plus en plus dans des pensées
mélancoliques, et souvent de se livrer à des habi-

(1) **De la Berge et Monneret**. — Compendium de médecine pratique. — Art. chlorose.

tudes honteuses, qui, à elles seules, peuvent, comme nous l'avons dit en parlant des causes, engendrer la maladie, et qui sont loin d'être rares, puisque Lisfranc veut « que les familles exercent la plus » scrupuleuse surveillance dans les circonstances » où même toute espèce de doute semble devoir » être écarté » (1). Il faut éviter aux chlorotiques les émotions vives, profondes, énervantes ; tout ce qui peut exciter à réveiller les passions.

Hippocrate, Hoffmann et de nombreux auteurs recommandent le mariage aux chlorotiques comme un puissant remède à leur mal, et ce conseil est devenu si populaire, que les gens du monde, en voyant une chlorotique, ne manquent pas de dire aux parents : il faut la marier. Ce point de thérapeutique est cependant fort délicat ; car à lui se rattachent des considérations physiologiques et morales très-importantes.

On ne peut conseiller le mariage, et encore avec beaucoup de ménagement, que lorsqu'il y a un amour contrarié ; dans ce cas, ce n'est certes pas l'acte physique qui contribuera au rétablissement de la santé, mais seulement la satisfaction du cœur.

En général, les médecins qui conseillent le mariage ne réfléchissent pas assez que, très-souvent, l'atonie des organes génitaux n'est point un effet local, ni une cause de l'affection générale, mais tout simplement un symptôme de celle-ci. « Le rapprochement

____

(1) Lisfranc, Clinique chirurgicale. T. II.

» sexuel doit être proscrit, dit Tissot, car il serait
» nuisible aux personnes très-faibles, qui ont besoin
» d'être fortifiées avant de se livrer à un acte qui
» pourrait les épuiser. » « On croit trop générale-
» lement, a écrit GARDIEN, que le mariage peut
» remédier à toutes les incommodités des jeunes
» filles. S'il est quelquefois utile, on observe, au
» contraire, qu'il peut entraîner des affections uté-
» rines, et qu'il ne fait le plus souvent qu'aggraver
» ou changer leur indisposition. » (4) Serait-il, en
effet, raisonnable de soumettre la chlorotique à une
cause aussi débilitante que celle de l'acte vénérien,
quand tous les efforts du médecin doivent tendre à
relever l'organisme? Et d'ailleurs l'expérience de tous
les jours ne démontre-t-elle pas que la chlorotique
est très-fréquemment stérile, et que, si elle devient
enceinte, l'avortement peut avoir lieu par suite de
l'atonie de l'utérus. Si, au contraire, la grossesse
suit sa marche ordinaire et qu'elle arrive heureu-
sement à terme, les pertes, suites inévitables de
l'accouchement, augmentent la débilité et aggravent
la chlorose. N'est-il pas aussi généralement reconnu
que l'enfant né d'une chlorotique est souvent faible,
délicat, débile, disposé au tempérament lymphatique
et aux affections chroniques du système osseux et
des voies respiratoires?

TRAITEMENT PHARMACEUTIQUE. — De nombreuses

---

(1) Gardien. — Traité complet des accouchements, 2me édition.
Paris, 1823.

substances médicamenteuses ont été conseillées contre la chlorose. Ce sont les toniques, les amers, les excitants, les antispasmodiques. Parmi ces médicaments, il en est qui jouissent, à juste titre, d'une efficacité supérieure.

Le fer et certaines de ses préparations est généralement considéré comme le spécifique de la chlorose ; mais, comme tous les spécifiques, il ne réussit pas toujours. Le quinquina et ses diverses préparations ne réussit pas toujours contre la fièvre intermittente. La syphilis est souvent rebelle au mercure.

M. Pétrequin vante les bons effets du manganèse. « Dans les cas, dit-il, où le fer semble avoir
» épuisé son action, dans d'autres où il semble
» dépouillé de ses vertus spécifiques, il y a indi-
» cation de rechercher un adjuvant, et cet adjuvant
» c'est le manganèse, qui, comme le fer, entre
» dans la constitutiou des globules sanguins (1). »

Le jalap, l'aloës, les sels alcalins, sont employés pour combattre la constipation si souvent liée à la chlorose.

Les opiacés et les vésicatoires sont les meilleurs moyens contre les douleurs nerveuses.

M. Charles Isnard a étudié comparativement les effets thérapeutiques du fer et de l'arsenic. « L'ar-
» senic et le fer exercent une influence considé-

(1) Pétrequin. Nouvelles recherches sur l'emploi thérapeutique du manganèse comme adjuvant du fer. — Bulletin de thérapeutique, mai 1852.

» rable sur la chlorose : tous deux la guérissent
» mais par des moyens différents, dépendants des
» propriétés spéciales.

» L'un et l'autre agissent sur le système nerveux.
» L'arsenic est essentiellement tonique-névro-sthé-
» nique ; son action, plus étendue, plus universelle,
» porte sur l'innervation tout entière.

» Le fer est essentiellement tonique reconstituant ;
» il agit particulièrement sur l'innervation nutritive,
» sur la sanguification, sur l'assimilation.

» Comment procèdent-ils dans la chlorose com-
» pliquée de troubles nerveux ?

» L'arsenic, par ses propriétés toniques et régu-
» latrices sur l'innervation générale, calme d'abord
» les névropathies et relève, bientôt après, les fonc-
» tions digestives et assimilatrices elles-mêmes. Il
» met en jeu toutes les aptitudes à la fois et
» comunique à l'économie entière une stimulation
» douce, profonde, continue ; évidemment la san-
» guification participe aussi de ce bien-être uni-
» versel, et le liquide qu'elle est chargée d'élaborer
» devient plus riche en globules, plus plastique
» qu'il n'était auparavant.

» Le fer, au contraire, agit directement sur la
» nutrition, et secondairement sur l'innervation gé-
» nérale ; tout s'enchaîne dans l'organisme ; le
» réveil et le rétablissement d'une fonction appellent
» le réveil et le rétablissement de toutes les autres :
» après avoir opéré la reconstitution du sang et

» favorisé l'assimilation, il calme donc les troubles
» nerveux engendrés par la chlorose.

» En deux mots, l'arsenic, médicament spécial
» de l'état nerveux, a une action immédiate sur
» les névropathies de la chlorose, et secondaire
» sur la chlorose elle-même ; le fer, médicament
» spécial de la chlorose, agit primitivement sur
» elle et conséculivement sur les accidents névro-
» tiques (1). »

Un peu plus loin, page 104, il ajoute : « l'ar-
» senic et le fer sont destinés à se compléter ré-
» ciproquement, et ils sont, l'un vis-à-vis de l'autre,
» dans la chlorose, ce que déjà le premier est au
» quinquina dans la diathèse palustre, ce que l'io-
» dure de potassium est au mercure dans la vé-
» role. »

M. le docteur Millet (1) rapporte avoir traité un
grand nombre de chloroses, soit par le fer, soit par
l'arsenic, soit par les deux agents réunis. Il conclut
ainsi :

« 1° Dans les cas de chlorose simple, récente et
» sans manifestation nerveuse, le fer doit avoir
» généralement le pas sur l'arsenic.

» 2° Dans le cas de chlorose accompagnée de
» nervosisme, l'arsenic est supérieur au fer.

» 3° Dans la cachexie chlorotique, l'arsenic fait
» merveille.

» 4° Enfin, dans les chloroses invétérées, réci-

(1) Isnard, loco citato, page 102.
(1) Millet, loco citato, page 89.

» divées, réfractaires au fer et compliquées d'acci-
» dents nerveux graves et de longue date, l'arsenic
» se montre héroïque. »

Dans la pseudo-chlorose, ainsi que l'ont dit MM. Trousseau et Pidoux, Churchill et Millet, le fer est un agent incendiaire qui peut faire éclater une phtisie latente. L'arsenic, au contraire, tout en faisant cesser la pseudo-chlorose, peut guérir la phtisie.

Action des Eaux.

OBSERVATION PREMIÈRE. — *Chlorose récente avec douleurs nerveuses, palpitations, aménorrhée.*

Mlle X., 15 ans, est blonde, délicate, d'un tempérament lymphatico-nerveux, n'a jamais été malade. Il y a trois mois, elle a éprouvé des vertiges, de la pesanteur de tête ; accidents contre lesquels on lui a conseillé des bains de pieds sinapisés, les dragées de Gélis et Conté, et un régime tonique. Peu à peu, elle est devenue pâle ; elle a eu des douleurs dans le dos et à l'estomac, des étouffements et des palpitations. Les forces ont diminué et dans ce moment cette jeune personne est très-faible.

Elle arrive à Avène avec sa mère qui nous est adressée pour un prurigo.

La jeune malade se plaint de douleurs à l'épigastre et au dos, pesanteur de tête continuelle, inappétence, goût décidé pour les substances acides, digestions laborieuses, flatuosités, constipations.

Palpitations, essoufflements dans la marche, la course. Pouls petit, flasque, dépressible. Bruit de souffle doux au premier temps à la base du cœur, se prolongeant le long du trajet de l'aorte, et remplacé dans les vaisseaux du cou par un souffle continu à double courant, bruit de diable.

Tous les autres organes sont parfaitement sains.

PRESCRIPTIONS. — Matin et soir, un bain d'un quart d'heure dans la piscine, on prolongera insensiblement la durée du bain jusqu'à une demi-heure.

Tous les jours, une douche générale de cinq minutes.

Eau minérale pour boisson ordinaire.

Sous l'influence de ce traitement continué pendant un mois, la céphalalgie a disparu rapidement, l'essoufflement et les palpitations sont à peine sensibles ; la malade s'est sentie promptement soulagée.

Les couleurs et les forces sont revenues. Elle mange bien, ses digestions sont faciles et les selles régulières.

Les règles ont paru pour la première fois 15 jours après qu'elle a été chez elle.

Nous avons revu cette jeune personne pendant trois ans ; elle est parfaitement réglée et jouit d'une belle santé.

OBSERVATION DEUXIÈME. — *Chlorose ancienne ré-cidivée, avec prédominance de l'état nerveux. — Dégoût, gastralgie, vomissements, constipation, palpitations, dysménorrhée, métrorrhagies, leucorrhée.*

Mlle X., âgée de 24 ans, d'un tempérament lymphatico-nerveux, d'une constitution délicate, a été atteinte de chlorose à la puberté. Les ferrugineux, les amers, le séjour à la campagne, favorisèrent l'apparition de la menstruation, qui, depuis lors, a été tantôt normale, tantôt irrégulière avec dysménorrhée et retard des règles, et quelquefois avec des métrorrhagies qui ont beaucoup affaibli la malade.

Depuis plusieurs mois, elle éprouve une gastralgie des plus violentes, très-souvent suivie de vomissements. — Essoufflement, palpitations de cœur. — Insomnie, tristesse, perte d'appétit, constipation opiniâtre.

Les ferrugineux, les toniques, ont été employés sous diverses formes, d'abord avec efficacité, mais depuis quelque temps avec un insuccès complet.

Elle se présente à nous pâle, décolorée, dans un état de faiblesse musculaire considérable. L'auscultation nous fait entendre un bruit de souffle très-prononcé au premier temps du cœur, et le bruit de diable aux carotides. Pouls petit, lent, facile à déprimer. La leucorrhée n'est pas très-abondante, elle est d'un blanc jaunâtre.

Chez cette malade, la chlorose a manifestement récidivé et a atteint un degré avancé.

Mlle X. reste plus d'un mois à Avène. Elle prend 35 bains, 20 douches et l'eau minérale pour boisson ordinaire.

Sous leur influence, le sommeil revient, la gastralgie et les vomissements se dissipent, l'appétit se réveille, les digestions sont faciles, les selles se régularisent, les forces se relèvent, l'essoufflement cesse, la leucorrhée est combattue et la menstruation se rétablit sans douleur. — Le sang a une coloration vermeille.

Le bruit de souffle au cœur et celui de diable aux carotides ont entièrement disparu.

Mlle X. revient chez elle dans un très-bon état. Nous avons revu cette malade pendant deux autres saisons. — Sa santé s'est assez bien maintenue.

OBSERVATION TROISIÈME. — *Chlorose, gastralgie violente, spasmes viscéraux, faiblesse musculaire, palpitations, dysménorrhée, eczéma impétiginodes.*

Mlle X., âgée de 18 ans, d'une constitution assez forte, d'un tempérament lymphatico-nerveux, a été réglée à l'âge de 14 ans. La menstruation a toujours été régulière et n'a jamais manqué ; elle est souvent très douloureuse, et, à divers intervalles, le sang est rare et séreux.

Depuis un an environ, Mlle X., qui avait eu jusque là de belles couleurs, les a perdues. Elle a pâli et maigri sensiblement. Les souffrances du côté de l'estomac sont, par moments, très-violentes, l'appétit est presque nul, une diarrhée douloureuse alterne avec la constipation. Les forces sont anéanties; de vive et alerte, elle est devenue nonchalante, paresseuse. Insomnies fréquentes, essoufflement et palpitations au moindre mouvement.

Bruit de souffle au cœur et bruit de diable aux carotides très-prononcés.

Cette jeune malade a sur l'épaule droite et à la partie antérieure et interne de la cuisse droite un eczéma impétiginodes caractérisé par plusieurs plaques tachetées de points foncés et parsemées de vésicules, qui secrètent comme du pus et forment des croûtes d'un gris jaunâtre.

Elle a été soumise à diverses préparations ferrugineuses : au sous-nitrate de bismuth, à l'opium et à la belladone. Elle a été aux eaux de Molitz pour son affection cutanée.

Sous l'influence de ces divers traitements, la chlorose et l'eczéma s'étaient amendés. Mlle X. espérait reprendre sa belle santé, mais cet espoir fut court. Peu de temps après, les symptômes de la chlorose reparurent avec plus d'intensité et l'eczéma augmenta en étendue.

PRESCRIPTION. — Tous les jours, un bain de piscine. — Matin et soir, 2 verres d'eau minérale. — Eau minérale pour boisson ordinaire. — Fomentations continues sur l'eczéma. — Douches en nappe sur l'épaule et sur la partie antérieure et interne de la cuisse.

Sous l'influence des eaux, l'appétit se réveille, les digestions sont faciles, les douleurs d'estomac cessent, la diarrhée est combattue, les selles sont régulières, les forces se relèvent, l'essoufflement, les palpitations disparaissent, les règles paraissent sans douleur, avec plus d'abondance et leur couleur est vermeille.

L'eczéma est entièrement guéri.

Mlle X. revient chez elle dans un bel état de santé, après être restée plus d'un mois à Avène.

Le printemps d'après, sa santé s'étant encore dérangée, elle revint de nouveau à nos eaux, qui lui furent encore très-salutaires.

OBSERVATION QUATRIÈME. — *Chlorose avec état nerveux, suite d'un allaitement trop prolongé, leucorrhée chronique avec engorgement de l'utérus.*

Mme X., âgée de 23 ans, très-lymphatique, a été réglée à l'âge de 16 ans. Une perte blanche assez abondante a paru en même temps que la menstruation. Cette dernière a toujours été assez régulière. Mariée à l'âge de 19 ans, elle a fait une fausse couche 5 mois après le mariage. Peu de temps après, elle est devenue grosse pour la deuxième fois, et, cette fois, elle a porté son enfant à terme. Ses couches furent heureuses ; elle a nourri son enfant pendant 19 mois, ce qui a entièrement détruit sa santé.

Elle se présente à nous dans l'état suivant : maigreur extrême, pâleur générale, angoisses, insomnie, anéantissement complet des forces, pas d'appétit, dypsnée, étouffement, palpitations cardiaques au moindre mouvement. — Depuis quelques mois, elle a eu plusieurs spasmes hystériques, avec sentiment de boule, de constriction à la poitrine et à la gorge.

Bruit de souffle au cœur et bruit de diable aux carotides et aux jugulaires extrêmement prononcés. Pouls accéléré, petit, facile à déprimer, peau sèche, très-impressionnable au froid.

Mme X. éprouve un sentiment de pesanteur à l'estomac et au ventre. Le corps de l'utérus est plus développé et légèrement abaissé. La muqueuse vaginale est pâle, tachetée de points livides ; il y a un écoulement de sérosité d'un jaune verdâtre, âcre, irritant, d'une odeur prononcée, qui a déterminé par son contact une éruption lichénoïde à la partie interne et supérieure des cuisses.

Mme X. ne reste à Avène que 24 jours pendant lesquels elle prend 24 bains et 15 douches.

Sous l'influence des eaux, elle n'a eu aucune crise hystérique ; son appétit s'est amélioré, le sommeil est revenu, les digestions sont plus faciles,

les forces se sont relevées ; il y a moins d'oppression à la marche.

La matrice a repris son volume normal, la leucorrhée a beaucoup diminué, l'éruption lichénoïde a disparu, la muqueuse vaginale n'a plus ses taches livides.

Le bruit de souffle au cœur et celui de diable aux carotides sont encore prononcés.

L'amélioration est très-sensible, mais le séjour n'a pas été assez long pour combattre complètement un état aussi grave.

OBSERVATION CINQUIÈME. — *Chlorose avec troubles sur la motilité. — Ulcères scrofuleux.*

Le jeune X., âgé de 14 ans, est porteur de deux ulcères siégeant, l'un sur le côté droit du cou, et l'autre un peu au-dessus de la clavicule droite ; ils proviennent de la suppuration de deux ganglions. Ces deux ulcérations offrent chacune un peu plus d'un centimètre de diamètre, leur bords sont amincis et décollés, leur chair est pâle et blafarde, leur sécrétion est séreuse et caséeuse.

C'est pour combattre ces deux ulcérations, qui datent déja depuis plusieurs mois, que le jeune X. est envoyé à Avène.

On observe par moments des spasmes chorréiformes dans les muscles du bras droit. Mais ce qui frappe surtout, c'est son aspect chlorotique ; son visage est pâle, jaunâtre, bouffi et comme transparent. Les lèvres sont entièrement décolorées, les paupières sont tuméfiées et comme infiltrées ; le soir, les malléoles sont légèrement gonflées. Le pouls est faible, mou ; palpitations continues, augmentées par le moindre exercice, ce qui lui fait redouter les jeux de son âge.

La langue est pâle et épaisse ; l'appétit irrégulier, capricieux ; les digestions sont pénibles, presque toujours accompagnées de flatuosités, de gonflement à l'épigastre ; constipation, insomnies fréquentes, sommeil troublé par des rêves, caractère triste, inquiet.

La percussion et la palpation ne révèlent aucun engorgement dans les poumons, ni dans les viscères abdominaux.

Bruit de souffle au cœur, bruit de diable aux carotides et aux jugulaires.

PRESCRIPTION. — Matin et soir, un bain général dans la piscine pendant une demi-heure, — douches, fomentations continues sur les ulcérations, eau minérale pour boisson ordinaire.

Sous l'influence du traitement et dans très peu de temps, les mouvements désordonnés du bras cessent. Peu à peu, un sommeil réparateur revient, l'appétit se rétablit, les digestions sont meilleures, la constipation est combattue, les forces se relèvent, la pâleur et la bouffissure du visage disparaissent, l'essoufflement, les palpitations cessent ; le jeune malade se livre avec plaisir aux jeux de son âge.

Après un mois de séjour, X. revient chez lui dans un très-bon état. Ses deux ulcères sont cicatrisés.

Nous l'avons vu pendant quatre saisons consécutives. Sa santé ne laisse rien à désirer.

Il est inutile de multiplier les faits. Les observations que nous avons recueillies ont entre elles une telle ressemblance, qu'il suffit d'en rapporter quelques-unes pour les faire connaître toutes.

L'analyse chimique a démontré la présence de l'arsenic dans les eaux d'Avène. Après avoir cherché à prouver, par des faits thérapeutiques, l'efficacité de ce remède contre la chlorose, ne pouvons-nous pas admettre que la vertu anti-chlorotique de ces eaux réside dans l'arsenic qu'elles contiennent? Quand on ne peut ni voir, ni savoir, nous concevons qu'on invente et qu'on parle de l'action mystérieuse des sources minérales ; mais, quand d'un côté nous voyons l'arsenic, et que de l'autre nous savons les effets thérapeutiques de ce médicament, nous n'inventons rien en parlant de la vertu anti-chlorotique que lui doivent les eaux d'Avène; nous ne faisons qu'expliquer un fait que l'analyse chimique et l'expérience clinique ont mis concurremment en évidence.

Dans les eaux d'Avène, l'arsenic existe à petites doses, extrêmement dilué et combiné avec plusieurs autres sels. Données en bains et prises en boisson, elles agissent par voie d'absorption et vont alors, par l'intermédiaire du système vasculaire, *altérer*, c'est-à-dire, modifier les centres nerveux et tous les points de l'économie où le sang abonde ; ou bien elles agissent d'emblée, et par voie de stimulation directe, sur le système nerveux de la peau ou de l'estomac, pour disséminer ensuite leurs effets, au moyen des irradiations nerveuses, sur toutes les parties animées par des nerfs.

Il est indispensable, on le conçoit sans doute, qu'un pareil médicament agisse d'une manière lente mais continue. Dès lors, et sans attacher aucune importance aux rêveries thérapeutiques des homœpathes, il devient également indispensable qu'il existe à l'état de grande division, pour agir comme modificateur permanent, inaperçu, et non comme pertubateur brusque et passager.

N'oublions pas qu'en bonne thérapeutique on ne doit pas toujours conclure rigoureusement de la dose d'un médicament à ses effets présumés, mais qu'il faut encore tenir compte de l'état moléculaire dans lequel il se trouve et des formes particulières sous lesquelles il pénètre dans l'organisme.

Mais c'est surtout de l'action thérapeutique de l'arsenic, employé isolément contre les maladies nerveuses en général, que nous pouvons déduire l'*action altérante élective* dont il est le principe dans les eaux d'Avène.

Quelles maladies guérit l'arsenic? La fièvre intermittente dont la plupart des pathologistes placent le siége dans l'appareil cérébro-spinal et ganglionnaire ; ensuite viennent les maladies chez lesquelles la *racine* nerveuse n'est pas douteuse. Ce sont des névralgies continues ou périodiques, des tics dou-

loureux de la face, des asthmes, des coqueluches,
des chorées, etc., etc. Toutes les maladies dont nous
plaçons le siége dans les centres nerveux.

Si l'on se refuse de croire avec nous que l'arsenic contenu dans les eaux d'Avène soit le principe de *propriétés altérantes électives*; si l'on ne
ne veut pas non plus que ces eaux lui doivent leur
vertus *altérantes générales*; si l'on se croit mieux
fondé à les faire résider exclusivement dans leur
température, dans leur composition mixte, ou dans
quelqu'autre principe insaisissable, on nous concèdera, du moins, que ce médicament énergique possède par lui-même des propriétés bien capables de
seconder ces eaux dans l'action *altérante générale*
qu'elles possèdent, et que l'expérience de plus d'un
siècle a démontrée.

En résumé, les eaux d'Avène et l'arsenic, expérimentés isolément, agissent, ainsi que nous l'avons
démontré dans nos études sur ces eaux, à la manière
des *médicaments altérants*. Si ce simple rapprochement n'implique pas une parfaite similitude d'action, il permet, du moins, d'en soupçonner la possibilité, et ce soupçon ne présente rien d'étrange
à l'esprit de celui qui se reporte à l'analogie existante entre les maladies guéries par nos eaux, considérées comme médicament composé, ou par l'arsenic, étudié à l'état de médicament simple.

Comme l'arsenic aussi, les eaux d'Avène sont
toniques, névro-sthéniques; elles relèvent les forces
radicales, restituent à l'organisme la résistance né-

cessaire, règlent l'activité nerveuse exagérée ou pervertie, ramènent les synergies, rétablissent l'ordre, soit en équilibrant entre elles l'innervation de la vie animale et l'innervation de la vie végétative simultanément troublées, soit en harmonisant chacune d'elles isolément désordonnées dans ses parties. Tout le secret de leur puissance est dans cette unité d'action qu'elles possèdent à un si haut degré et qui les rendent si efficaces dans la chlorose.

Il y a treize ans que nous étudions les propriétés thérapeutiques des eaux d'Avène, nous l'avons toujours fait sans parti pris, avec la plénitude de notre jugement, avec *cet art de voir* que nous nommons *le sens pratique*, avec une consciencieuse sincérité. Il est de notre devoir de publier leur action dans la chlorose que nous classons parmi les névroses. Heureux si nous parvenons ainsi à contribuer au soulagement de quelques malades.

AUX BAIGNEURS.

Aucune source d'eau minérale ne peut aspirer à une célébrité durable si elle n'est fondée sur des succès réels, sur des guérisons multipliées et tout-à-fait incontestables. La source d'Avène, éprouvée par une longue expérience, a acquis et conservé, depuis plus d'un siècle, cette juste célébrité.

Ses abords sont aujourd'hui très-faciles ; grâce à la sollicitude administrative de M. Piétri, ce magistrat éminent que l'Empereur vient d'appeler aux plus hautes fonctions, secondée par la haute et généreuse influence de l'illustre et savant sénateur, M. Michel Chevalier, les nombreux habitants des bords de l'Orb possèdent une large et belle voie de communication, qui leur permet de sortir de leurs foyers naguère inaccessibles.

Cette nouvelle route, si belle et si agréable, s'embranche au pont d'Orb, sur la route départementale n° 8, à 10 kil. de Bédarieux et à 17 kil. de Lodève. Elle longe la rivière d'Orb jusqu'à l'Établissement des bains, situés à 11 kil. de l'embranchement. Les habitants de Lodève et de Bédarieux ont ainsi le double avantage d'avoir une voie plus courte et qui évite la traversée du plateau glacial de l'Escandolgue.

Les voitures qui desservent l'établissement font le parcours de Bédarieux aux bains en deux heures et de Lodève en trois heures.

Bientôt, nous l'espérons, cette route, en remontant du village d'Avène jusqu'à Ceilhes, se reliera à celles de l'Aveyron et du Tarn, et rendra ainsi nos bains beaucoup plus accessibles aux habitants de ces départements voisins.

Un usage de tous les temps fixe à vingt-un jours pour chaque malade la durée du traitement par les eaux d'Avène prises en boisson et en bains. Cette période de temps, pendant laquelle on prend de 25 à 30 bains, se nomme une *saison*.

Nous ne croyons pas que la durée du traitement puisse se décider avec cette uniformité. La saison de *vingt-un jours*, prescrite comme terme absolu, ne peut être acceptée que comme expression d'un fait général, et signifiant seulement que l'usage des eaux pendant trois semaines suffit à provoquer dans l'organisme des mouvements modificateurs, des métamorphoses successives, qui tendent au rétablissement de la santé.

Un grand nombre de malades prendraient un sage parti s'ils prolongeaient leur séjour aux eaux, s'ils ne les prenaient qu'avec modération, s'ils recommençaient une nouvelle saison, en laissant entre la première et la seconde l'intervalle d'une semaine consacrée au repos ou à un petit voyage.

Ce n'est pas sans quelque danger que beaucoup, même les plus robustes, pour hâter leur saison, se baignent deux fois par jour et se gorgent d'eau minérale. Une telle précipitation tourne souvent à leur préjudice ; ceux-là ne devraient jamais oublier que, si la nature permet qu'on la seconde, elle ne souffre jamais qu'on la maltraite.

Que penser aussi de ces malades qui s'empressent de prendre 10 ou 15 bains et reviennent chez eux. Quelque efficaces que soient les eaux, peuvent-elles combattre si promptement, au gré de ces baigneurs impatients, une maladie qu'ils portent quelquefois depuis plusieurs années?

AUX PROPRIÉTAIRES

MM. Gratien, Maurice et Pierre DESCAYS.

Vous possédez une source très-précieuse. Sa valeur médicale est incontestable. Elle peut rivaliser avec les plus renommées ; elle leur est même supérieure dans certaines affections (maladies de la peau), où elle est spécifique.

Depuis quelques années, vous avez fait des réparations importantes.

L'aménagement des eaux, exécuté sur les plans de M. l'ingénieur en chef, J. François, ne laisse rien à désirer.

L'ancien couloir dans lequel les malades prennent les bains de jambes n'est pas convenable ; il doit être remplacé par une salle de lotions dont ce savant ingénieur vous a donné le modèle, et qui doit doter votre établissement d'un moyen de médication qu'on ne trouve pas ailleurs. Qu'attendez-vous pour mettre la main à l'œuvre ?

Le nombre des baigneurs a considérablement augmenté, puisque vos deux hôtels sont souvent occupés en entier. Cependant votre source ne jouit pas de tout le crédit qu'elle mérite. Bon nombre de nos concitoyens vont au loin chercher des eaux ou seulement équivalentes ou même inférieures. La venue des malades étrangers à nos départements voisins ne compense pas cette désertion. A qui ou à quoi en attribuer la faute ?

Alors que la plupart des établissements d'eaux minérales rivalisent à qui offrira aux étrangers le plus de *confort* et d'*agrément*, vous êtes encore à peu près dans le même état que vos ancêtres.

L'air, la lumière et les rayons du soleil, triple élixir de vie, vous inondent de toutes parts ; vous avez la vallée la plus riante et la plus gracieuse ; vous êtes entouré de montagnes pittoresques faciles à gravir ; on peut abréger chez vous, par des promenades agréables et salutaires, les heures que l'ennui rend éternelles.

Un peu de parure à un site naturellement beau, sied bien. Qu'un coquet et mystérieux bosquet s'élève sur ces terrains incultes qui font tache à côté de vos luxurieux platanes, et les baigneurs, qu'ennuie parfois le bruit de la foule, trouveront au grand air, fraîcheur et solitude pour donner satisfaction à ces vagues aspirations de l'âme souvent aussi impérieuses que celles du corps. Améliorez vos appartements, maintenez la bonne tenue de votre table justement appréciée des gourmets. Suivez le progrès, donnez du *confort* et de l'*agrément*. Je terminerai en répétant ce que disait dernièrement, aux divers propriétaires des sources minérales du Midi, un des rédacteurs du *Montpellier médical*, le savant et spirituel M. Pécholier, professeur agrégé à la Faculté

de médecine : « Quand tout avance autour de vous,
» ne pas avancer, c'est reculer (1). »

Suivez le progrès ; les malades n'iront pas chercher
ailleurs ce qu'ils ont chez eux, et les plus éloignés
arriveront chez vous.

(1) Pécholier, Sur quelques analyses d'eaux minérales faites à
Montpellier. (*Messager du Midi,* 9 septembre 1866.)

Lodève, Typographie Grillières.

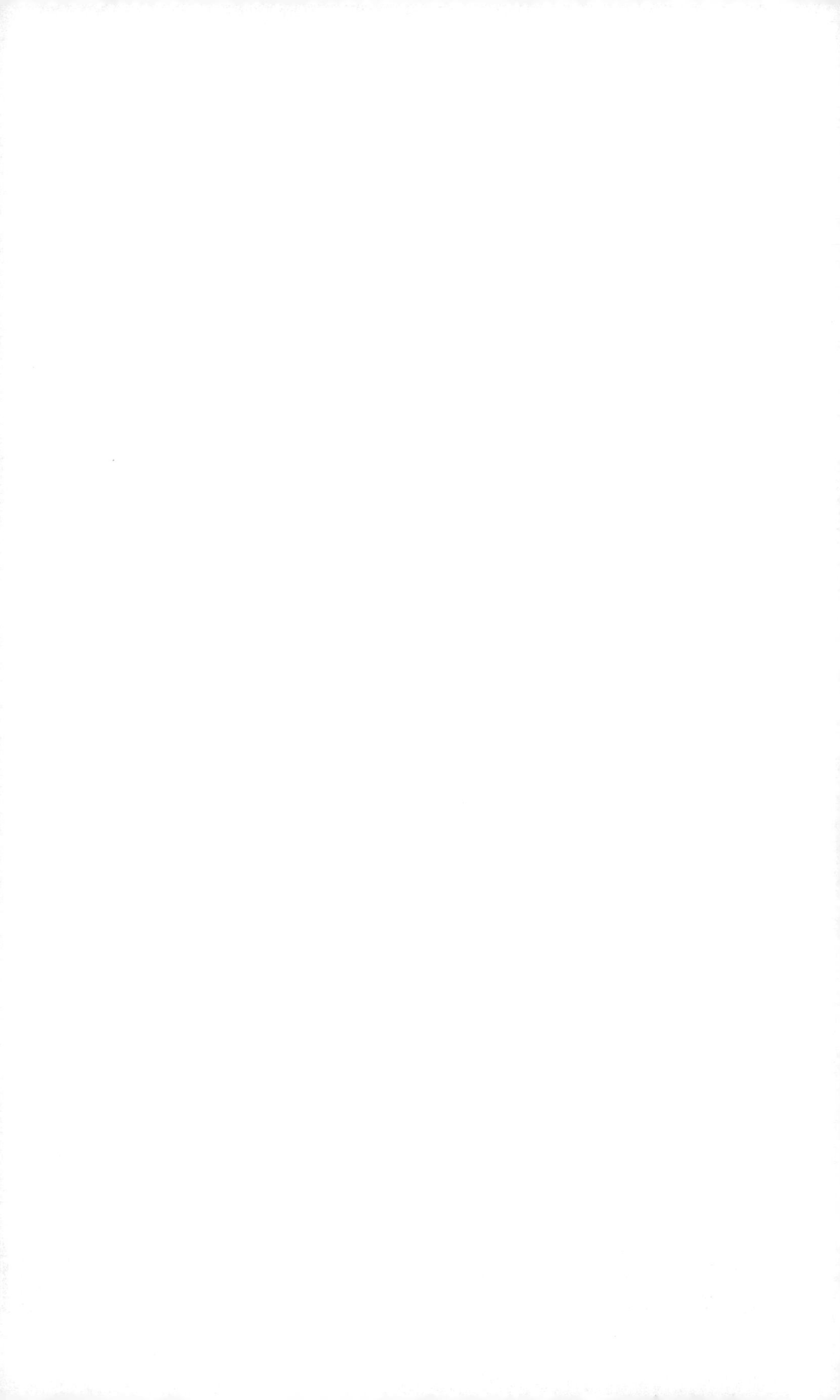